DAS G SMOOTHIES KOCHBUCH

100 KÖSTLICHE UND ERFRISCHENDE SMOOTHIES

ADALINDA FRANKE

Alle Rechte vorbehalten.

Haftungsausschluss

Die in diesem eBook enthaltenen Informationen sollen als umfassende Sammlung von Strategien dienen, die der Autor dieses eBooks erforscht hat. Zusammenfassungen, Strategien, Tipps und Tricks sind nur Empfehlungen des Autors, und das Lesen dieses eBooks garantiert nicht, dass die eigenen Ergebnisse genau die Ergebnisse des Autors widerspiegeln. Der Autor des eBooks hat alle zumutbaren Anstrengungen unternommen, um aktuelle und genaue Informationen für die Leser des eBooks bereitzustellen. Der Autor und seine Mitarbeiter haften nicht für unbeabsichtigte Fehler oder Auslassungen, die möglicherweise gefunden werden. Das Material im eBook kann Informationen von Dritten enthalten. Materialien von Drittanbietern enthalten Meinungen, die von ihren Eigentümern geäußert werden. Daher übernimmt der Autor des eBooks keine Verantwortung oder Haftung für Materialien oder Meinungen Dritter.

Das eBook ist urheberrechtlich geschützt © 2022 mit allen Rechten vorbehalten. Es ist illegal, dieses eBook ganz oder teilweise weiterzuverbreiten, zu kopieren oder davon abgeleitete Werke zu erstellen. Kein Teil dieses Berichts darf ohne die ausdrückliche und unterzeichnete schriftliche Genehmigung des Autors in irgendeiner Form vervielfältigt oder weiterverbreitet werden.

INHALTSVERZEICHNIS

EINLEITUNG

Ein Smoothie ist ein vielseitiges Getränk, das familienfreundlich ist, und Sie können ihm praktisch alle nahrhaften Früchte, Samen und Blattgemüse hinzufügen.

Gesunde Smoothies erfreuen sich dank ihrer zahlreichen gesundheitlichen Vorteile als Wellness-Trend immer größerer Beliebtheit.

Es macht Spaß, gesunde Smoothies zuzubereiten, da Sie verschiedene Kräuter und Süßungsmittel ausprobieren, verschiedene Garnierungen vornehmen oder sogar wählen können, ob Sie Ihren Smoothie dünn oder extra dick haben möchten. Es gibt drei Klassen von Beeren-Smoothies.

1. Grüner Kokosbeeren-Smoothie

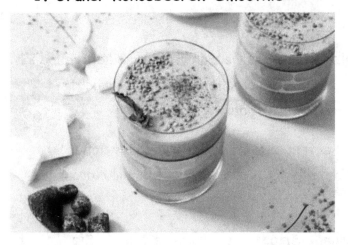

MACHT: 2 PORTIONEN

Zutaten:

- 2 Tassen (72 g) Schweizer Mangold, zerrissen
- ½ Tasse (83 g) Ananasstücke, in Scheiben geschnitten
- 1 Tasse (144 g) Heidelbeeren
- 1 Tasse (152 g) Honigmelone, gehackt
- 1 Esslöffel natives Kokosnussöl extra
- Gereinigtes Wasser

Richtungen:

a) Fügen Sie alle Zutaten außer dem gereinigten Wasser hinzuhohe Tasse.Fügen Sie nach Belieben Wasser hinzu und stellen Sie dabei sicher, dass es nicht durchläuftMax-Linie.

b) Bis glatt verarbeiten.

2. Gemischter Goji-Beeren-Smoothie

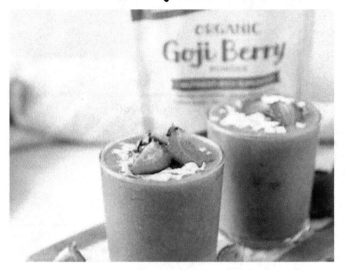

Zutaten:

- 2 Tassen (110 g) Römersalat, gehackt
- 1 reife Banane, in Scheiben geschnitten
- $\frac{1}{4}$ Tasse (30 g) Goji-Beeren
- 1 Tasse (144 g) gemischte Beeren
- 1 Zoll (2,5 cm) Ingwerwurzel
- Gereinigtes Wasser

Richtungen:

a) Fügen Sie alle Zutaten außer dem gereinigten Wasser hinzuhohe Tasse.Fügen Sie nach Belieben Wasser hinzu und stellen Sie dabei sicher, dass es nicht durchläuftMax-Linie.

b) Bis glatt verarbeiten.

3. Apfel Mango

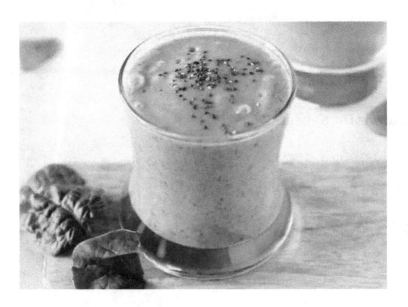

Zutaten:

- 3 Handvoll Spinat

- 2 Tassen Wasser

- 1 Apfel, entkernt, geviertelt

- $1\frac{1}{2}$ Tassen Mangos

- 2 Tassen gefrorene Erdbeeren

- 1 Päckchen Stevia

- 2 Esslöffel gemahlene Leinsamen

- OPTIONAL: 1 Messlöffel Proteinpulver

Richtungen:

a) Spinat und Wasser in den Mixer geben und pürieren, bis die Mischung eine grüne Saft-ähnliche Konsistenz hat. Stoppen Sie den Mixer und geben Sie die restlichen Zutaten in den Mixer.

b) Mixen, bis es cremig ist.

4. Erdbeeren und Sahne

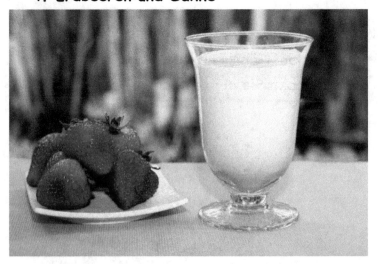

dient: 1

Zutaten:

- 1/4 Tasse altmodischer Hafer

- 3 EL gehackte rohe Macadamianüsse (am besten 1 bis 2 Stunden eingeweicht)

- 1 Tasse gefrorene Bio-Erdbeeren

- 4 entsteinte Datteln

- 1/4 Teelöffel reiner Vanilleextrakt

- 1 Tasse eiskaltes Wasser

- 3 bis 4 Eiswürfel

Richtungen:

a) Geben Sie alle Zutaten außer dem Eis in einen Mixer und verarbeiten Sie sie, bis sie glatt und cremig sind. Fügen Sie das Eis hinzu und verarbeiten Sie es erneut. Gekühlt trinken.

5. Ingwer und wilde Heidelbeere

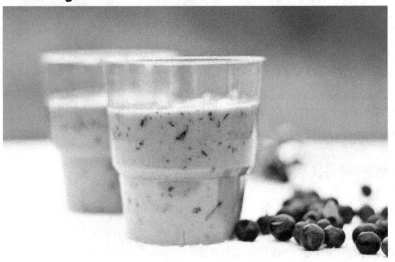

Portionen: 2

Zutaten:

- 1 Tasse gefrorene wilde Blaubeeren (oder normale kultivierte gefrorene Blaubeeren)

- 1/4 Tasse rohe Cashewnüsse

- 1 Banane, in mundgerechte Stücke geschnitten

- 1 Esslöffel frischer Zitronensaft

- 1/2 Teelöffel reiner Vanilleextrakt

- 1 Esslöffel frisch geriebene Ingwerwurzel

- 5 bis 6 entsteinte Datteln

- 1 Tasse kaltes Wasser

- 5 bis 6 Eiswürfel

Richtungen:

a) Geben Sie alle Zutaten außer dem Eis in einen Mixer und verarbeiten Sie sie, bis sie glatt und cremig sind.

b) Fügen Sie das Eis hinzu und verarbeiten Sie es erneut. Gekühlt trinken.

6. Goji- und Chia-Erdbeerschale

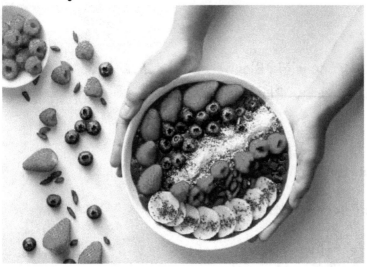

Ausbeute: 1

Zutaten

- 1 EL Goji-Beeren
- 1T Erdbeeren
- 1-Zoll-Stück Zimtstange
- 2-4T Chiasamen
- 1 EL Kokosöl
- 16 Unzen. Kokosnusswasser
- 2T Cashewmilchjoghurt
- 1/3 c Hanfsamen
- 2-3 große Grünkohlblätter
- 1c gefrorene Beeren
- ½ gefrorene Banane

Richtungen

a) Geben Sie Goji-Beeren, Zimt und Chiasamen in Ihren Mixer und fügen Sie genügend Kokoswasser hinzu, um alles gut zu bedecken. Etwa 10 Minuten einweichen lassen.

b) Das restliche Kokoswasser und die restlichen Zutaten in den Mixer geben und auf der entsprechenden Einstellung für Smoothies verarbeiten, wobei zusätzliche Flüssigkeit (Kokoswasser, Wasser oder Nussmilch) für die gewünschte Konsistenz hinzugefügt wird.

7. Kiwi Guave Burst

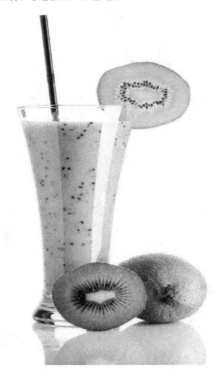

Zutaten:

- 1 Kiwi
- 1 Guave
- Kokosnusswasser
- Frische Maiskörner
- Eiswürfel

Richtungen

a) Kiwi und Guave in kleine Stücke schneiden.

b) Mahlen Sie die Maiskörner mit Kokoswasser und fügen Sie die gehackten Fruchtstücke hinzu. Mit Eiswürfeln servieren.

8. Spinat-Überraschung

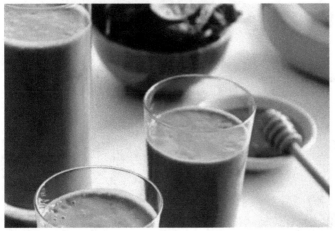

Zutaten:

- Brotscheiben
- Spinatblätter
- Joghurt
- Zitronensirup

Richtungen

a) Blattspinat im Joghurt pürieren. Fügen Sie Brotscheiben hinzu und mischen Sie erneut, um eine dicke Textur zu erhalten.

b) Zitronensirup nach Geschmack hinzufügen und bei Zimmertemperatur servieren.

9. Litschi mit Eiern und Honig

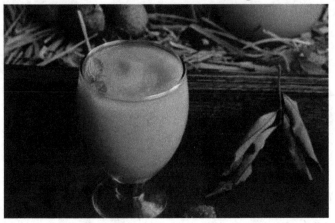

Zutaten:

- Eiweiß
- Milch
- 7-8 Litschis
- 2 Gurken
- Schatz

Richtungen

a) Das Eiweiß gründlich mit Milch und Honig verquirlen. Litschis schälen und in kleine Stücke schneiden und beiseite stellen. Die Gurken mit der Milchmischung pürieren. Litschisstücke so hinzugeben, dass sie im Smoothie schwimmen.

b) Dies gibt Geschmack und Geschmack wie kein anderer.

10. Mandel und Banane

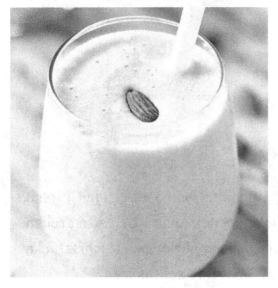

Zutaten:

- 1 mittelgroße Banane
- Gewürfelte Ananasstücke
- Frische Minzblätter
- Geröstete Mandeln
- Eiswürfel

Richtungen

a) Die Mandeln in feine Stücke schneiden und beiseite stellen. Mischen Sie die Bananen-, Ananas- und Minzblätter zusammen mit Eiswürfeln, um eine matschige Mischung zu erhalten.

b) Kurz vor dem Servieren mit Mandelblättchen garnieren.

11. Salat mit Joghurt und Orange

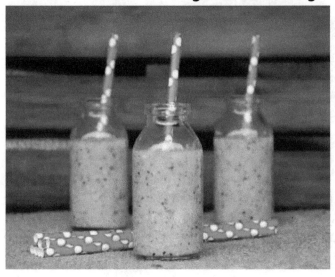

Zutaten:

- Bio Salatblätter
- Frischer dicker Joghurt
- Orange Fruchtfleisch
- Eis

Richtungen

a) Mischen Sie den Joghurt mit Orangenmark, um eine glatte, breiige Textur zu erhalten. Den Salat halb kochen und die gehackten Blätter in die Joghurtmischung geben.

b) Gründlich mischen. Zum Schluss zerstoßenes Eis zu dieser Mischung geben und gekühlt servieren.

12. Birnen- und Bananenexplosion

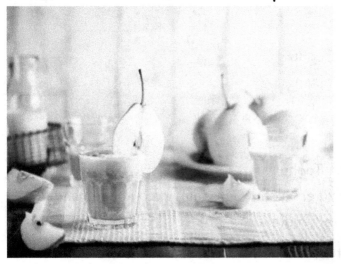

Zutaten:

- 1 Bio-Birne
- Korianderstiele
- Milch
- 1 reife Banane
- Zucker

Richtungen

a) Die Birne in kleinere Stücke schneiden und beiseite stellen. Korianderstiele in Milch zerstoßen. Die reife Banane in die Milch geben und gut verrühren. Fügen Sie Zucker nach Geschmack hinzu und fügen Sie die gehackten Birnenstücke dem Smoothie hinzu.

b) Optional können Sie dem Smoothie Minzblätter hinzufügen, um den Geschmack und das Aroma zu verbessern.

13.   Spirulina-Smoothie

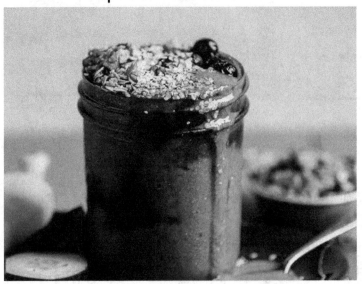

Zutaten:

- 1 Teelöffel Spirulina
- 2-3 Zentimeter Ingwerknauf
- Spinatblätter
- Fruchtjoghurt
- Heißes Wasser

Richtungen

a) Mischen Sie die Spirulina mit den Spinatblättern, um eine dicke Paste zu erhalten. Je nach Geschmack und gewünschter Konsistenz die Paste mit Fruchtjoghurt verdünnen.

b) Kochen Sie den Ingwer in heißem Wasser und extrahieren Sie sein Aroma. Fügen Sie den Ingwerextrakt zu der Mischung aus Spinat und Spirulina hinzu.

c) Erhitzen Sie die Mischung bis sie lauwarm wird und trinken Sie den Smoothie bei dieser Temperatur, am besten vor den Mahlzeiten.

14.   Feigen-Walnuss-Smoothie

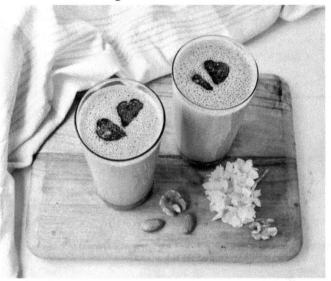

Zutaten:

- 1-2 frische Feigen
- 3 Erdbeeren
- Salz
- Walnüsse
- Koriander Blätter
- Eiswürfel
- Milch

Richtungen

a) Fügen Sie Milch, Erdbeeren, Feigen und Korianderblätter zur Milch hinzu und mischen Sie sie, bis sie glatt und gleichmäßig wird.

b) Brechen Sie die Walnüsse in kleinere Stücke und zerstoßen Sie sie mit der erforderlichen Menge Salz.

c) Kurz vor dem Servieren den groben Walnuss-Crush hinzufügen. Gekühlt servieren.

15.   Pistazien-Bananen-Smoothie

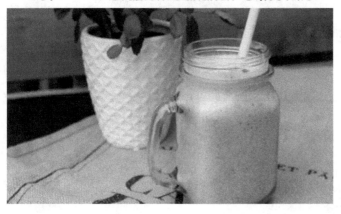

Zutaten:

- Pistazien
- Warmes Wasser
- 1 Apfel
- 1 Banane
- 3 Gurken

Richtungen

a) Gehackte Apfelstücke in warmes Wasser geben und die Banane zu einer Paste zerdrücken. Die Gurken reiben und zur Bananenpaste geben.

b) Mischen Sie die Paste gut und geben Sie sie in das warme Wasser mit den Apfelstücken. Nicht mischen. Die Pistazien halbieren und zum Apfelmark geben. Mischen Sie jetzt nur die Bananenpaste und das Apfelmark.

c) Verwenden Sie das warme Wasser, um die Textur auszugleichen. Warm servieren.

16. Soja-Smoothie

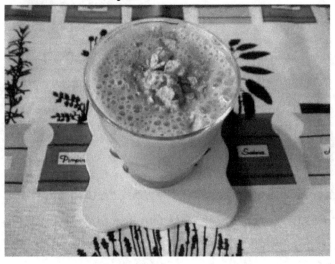

Zutaten:

- Eiweiß
- Soja Milch
- Hüttenkäse
- Zucker
- Salz

Richtungen

a) Mischen Sie das Eiweiß, die Sojamilch und den Hüttenkäse, um dem Smoothie eine körnige Textur zu geben. Fügen Sie Zucker und Salz in einem Verhältnis hinzu, das der Zunge Geschmack verleiht.

b) Auf dem Smoothie nochmals etwas Hüttenkäse reiben.

17.   Grüner Avocado-Smoothie

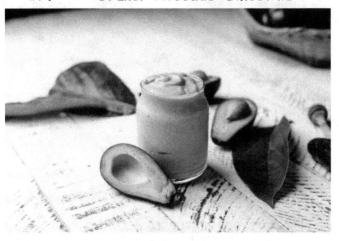

Zutaten:

- 3/4 Tasse Kokoswasser
- 1/2 Tasse Grünkohl
- 1/2 Tasse Spinat
- 1/2 Tasse Avocado
- 2 Tassen kernlose Trauben
- 1 Birne
- 4 - 5 Eiswürfel

Richtungen:

a) Mischen Sie alle Zutaten, um sie zu kombinieren.

b) Genießen.

18.   Karotten-Smoothie

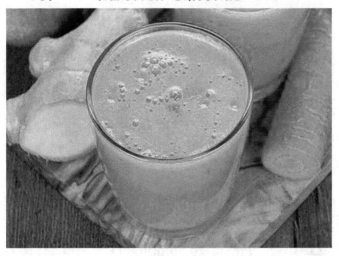

Zutaten:

- 1/2 Tasse Wasser
- 1/2 Tasse Magermilch
- 1/2 TL. Zimt
- 1/8 Tasse altmodische Haferflocken
- 1/2 Tasse Spinat
- 2 kleine Karotten oder 1 große Karotte (mit grünen Spitzen)
- 1 Banane (gefroren, gehackt)
- 4 - 5 Eiswürfel

Richtungen:

a) Mischen Sie alle Zutaten, um sie zu kombinieren.

b) Genießen.

19.   Grüner Melonen-Smoothie

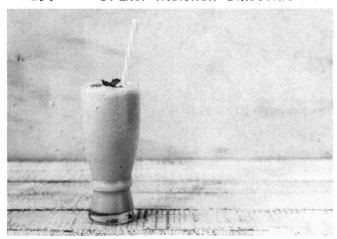

Zutaten:

- 1/2 Tasse Wasser
- 3 EL. Schatz
- 1 Limettenspalte (Kerne entfernen, Schale behalten)
- 1 Tasse Grünkohl
- 1/2 Tasse Cantaloupe-Melone
- 1/2 Tasse Honigtau
- 4 - 5 Eiswürfel

Richtungen:

a) Mischen Sie alle Zutaten, um sie zu kombinieren.

b) Genießen.

20.   Erfrischender Gurkengenuss

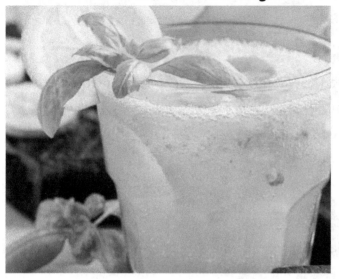

Zutaten:

- 1/2 Tasse Wasser
- 4 EL. Schatz
- 2 Tassen Grünkohl
- 1 Limettenspalte
- 2 Gurken
- 4 - 5 Eiswürfel

Richtungen:

a) Mischen Sie alle Zutaten, um sie zu kombinieren.

b) Genießen.

21. Beerengrüner Smoothie

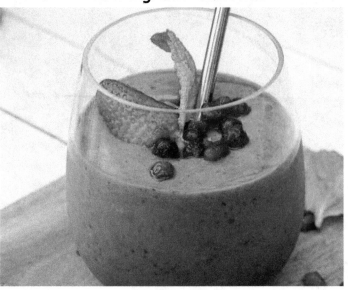

Zutaten:

- 1/2 Tasse Apfelsaft
- 1 Tasse Spinat
- 2 Tassen gemischte Beeren
- 1 Banane (gefroren, gehackt)
- 4 - 5 Eiswürfel

Richtungen:

a) Mischen Sie alle Zutaten, um sie zu kombinieren.

b) Genießen.

22.　　Bananen-Smoothie

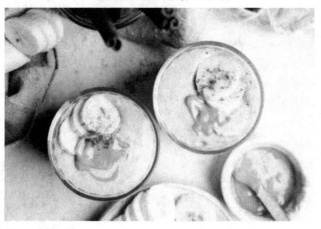

Zutaten:

- 1/2 Tasse Milch
- 1/2 Tasse Vanillejoghurt
- 2 TL. Schatz
- 1/4 TL. Zimt
- 2 Bananen
- 1 Tasse Spinat
- 4 - 5 Eiswürfel

Richtungen:

a) Mischen Sie alle Zutaten, um sie zu kombinieren.

b) Genießen.

23. Wassermelonen Smoothie

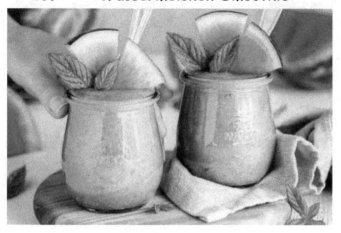

Zutaten:

- 2 Tassen Wassermelone
- 1 Tasse Spinat
- 1/2 Tasse Erdbeeren
- 1/2 Tasse gefrorene Pfirsiche
- 4 - 5 Eiswürfel

Richtungen:

a) Mischen Sie alle Zutaten, um sie zu kombinieren.

b) Genießen.

24.   Erdnussbutter-Smoothie

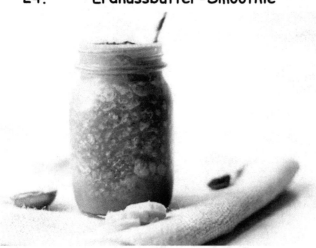

Zutaten:

- 1 Tasse Magermilch
- 3 EL. Erdnussbutter
- 2 Tassen Spinat
- 1 Banane (gefroren, gehackt)

Richtungen:

a) Mischen Sie alle Zutaten, um sie zu kombinieren.

b) Genießen.

25.   Erdbeer-Bananen-Smoothie

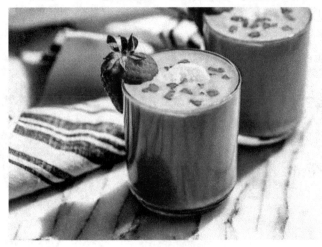

Zutaten:

- 1/2 Tasse Wasser
- 1/2 Tasse Magermilch
- 1/2 Tasse Vanillejoghurt
- 2 TL. Schatz
- 1 Tasse gemischte Grüns
- 1/2 Tasse Erdbeeren
- 1 Banane (gefroren, gehackt)
- 4 - 5 Eiswürfel

Richtungen:

a) Mischen Sie alle Zutaten, um sie zu kombinieren.

b) Genießen.

26.   Grüntee-Smoothie

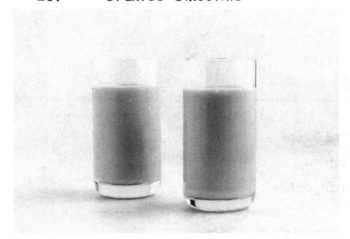

Zutaten:

- 1 Tasse grüner Tee
- 1 Karotte
- 1 Banane
- 2 Handvoll Grünkohl
- Wenige Eiswürfel

Richtungen:

a) Alle Zutaten in den Mixer geben und glatt pürieren.

b) Dieses ist eine großartige Wahl für das Mittagessen.

27.   Grüner Zitronen-Gurken-Smoothie

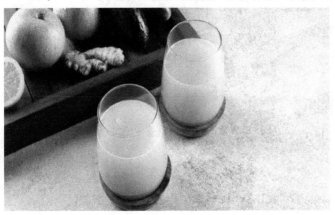

Zutaten:

- 1 Gurke
- 1 Birne, in Scheiben geschnitten
- 4 Selleriestangen
- 1 geschälte Zitrone
- $\frac{1}{2}$ Tasse Eiswasser

Richtungen:

a) Alle diese Zutaten in den Mixer geben und pürieren, bis sie glatt sind.

b) Perfekte Auswahl zum Mittagessen; Dieser gibt Ihnen die Energie, die Sie für den Rest des Nachmittags benötigen.

28. Grüner Cashew-Smoothie

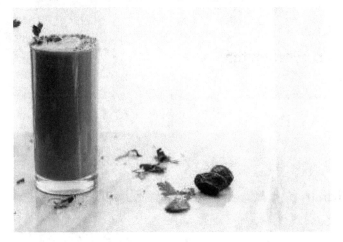

Zutaten:

- 1 Tasse Kokoswasser
- ½ Tasse Cashewnüsse
- 1 Banane
- 2 Termine
- 1 Esslöffel Leinsamen
- Eine Handvoll Spinat

Richtungen:

a) Alle Zutaten in den Mixer geben und pürieren, bis es glatt ist.

b) Dieser hier ist köstlich und die Cashewnüsse geben ihm etwas Besonderes. Tolle Wahl zum Mittagessen

29.   Orange-grüner Smoothie

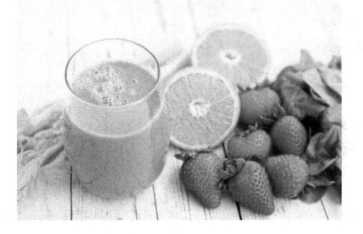

Zutaten:

- 1 Banane
- 5 große Erdbeeren
- $\frac{1}{2}$ Tasse geschälte Orange
- $\frac{1}{2}$ Tasse geschnittener Apfel
- Etwas Leinsamen
- 2 Handvoll Spinat
- 1 Tasse Eiswasser

Richtungen:

a) Alle Zutaten in den Mixer geben und zu einer glatten Masse pürieren.

b) Dieser ist wunderbar und perfekt für das Mittagessen.

30.   Obst und grüner Smoothie

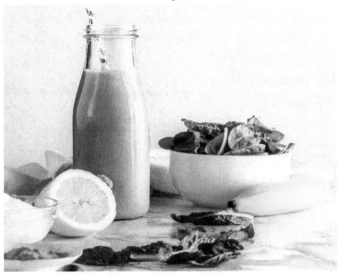

Zutaten:

- 1 kleiner Behälter Griechischer Naturjoghurt
- 1/2 Tasse natürliches Proteinpulver
- $\frac{1}{2}$ Tasse Blaubeeren
- $\frac{1}{2}$ Tasse Pfirsiche, in Scheiben geschnitten
- $\frac{1}{2}$ Tasse Ananas, in Scheiben geschnitten
- $\frac{1}{2}$ Tasse Erdbeeren
- $\frac{1}{2}$ Tasse Mango, in Scheiben geschnitten
- 1 Handvoll Grünkohl (Stiel und Stiele entfernen)
- $\frac{1}{2}$ Tasse Eiswasser

Richtungen:

a) Alle diese Zutaten in den Mixer geben und pürieren, bis sie glatt sind.

b) Dieser ist nicht von dieser Welt.

31.   Ingwergrüner Smoothie

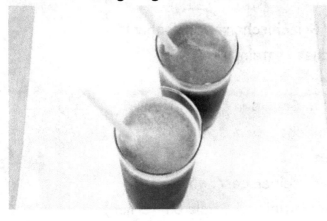

Zutaten:

- Kleine Handvoll Petersilie
- 1 Gurke, in Scheiben geschnitten
- 1 geschälte Zitrone
- 1 Zoll Ingwerwurzel
- 1 Tasse gefrorene Äpfel
- 1 Handvoll Grünkohl (ohne Stängel und Stiele)
- $\frac{1}{2}$ Tasse Eiswasser

Richtungen:

a) Alle diese Zutaten in den Mixer geben und glatt pürieren. Dieser ist sehr gut.

b) Alle diese Zutaten sind wunderbar zusammen. Gute Wahl zum Mittagessen

32.   Melonengrüner Shake

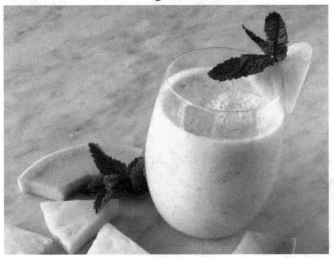

Zutaten:

- $\frac{1}{2}$ Tasse schwarze Kirschen, entkernt
- 1 Banane
- Kleine Handvoll Grünkohl, geschnitten
- $\frac{1}{2}$ Tasse Blaubeeren
- $\frac{1}{2}$ Tasse grüne Melone
- $\frac{1}{2}$ Tasse Kokoswasser
- $\frac{1}{2}$ Tasse Eiswürfel

Richtungen:

a) Alle diese Zutaten in den Mixer geben und pürieren, bis es glatt ist. Dieser ist sehr gut.

b) Alle Aromen sind wunderbar zusammen.

33.   Mandel-Kokos-Joghurt-Grün-Smoothie

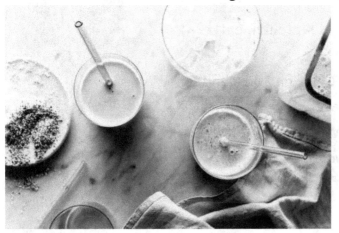

Zutaten:

- 1 Tasse Mandel-Kokos-Joghurt
- Bund Koriander
- Handvoll Spinat
- Avocado, geschnitten
- 1 Tasse Blaubeeren, Erdbeeren oder Himbeeren
- 1 Mango, in Scheiben geschnitten
- $\frac{1}{2}$ Tasse Kokoswasser
- Prise Meersalz
- Eiswasser

Richtungen:

a) Alle Zutaten in den Mixer geben und glatt pürieren. Fügen Sie das Wasser nach Bedarf hinzu. Dies ist ein köstlicher grüner Smoothie mit einem großartigen Geschmack.

b) All diese Mischung von Aromen ist ein Genuss zum Trinken.

34.   Erfrischender grüner Smoothie

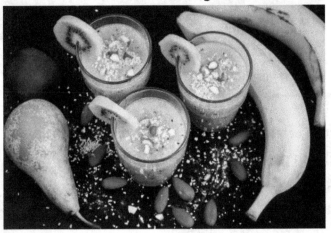

Zutaten:

- 1 Tasse Ananas, zerkleinert
- 1 gefrorene Banane, zerkleinert
- 1 Mango, in Scheiben geschnitten
- $\frac{1}{2}$ Tasse Eiswasser
- Handvoll Babyspinat

Richtungen:

a) Alle Zutaten in den Mixer geben und glatt pürieren. Dieser hier ist wirklich lecker und erfrischend.

b) Dies ist eine großartige Wahl für das Mittagessen.

35.   Minziger grüner Himbeer-Smoothie

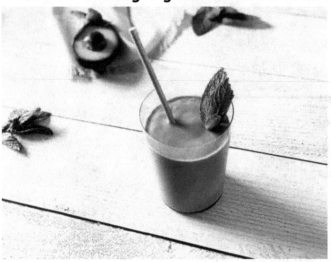

MACHT: 2 Portionen

Zutaten:

- $1\frac{1}{2}$ Tassen (78 g) Löwenzahngrün

- $\frac{1}{4}$ Tasse (23 g) gehackte Minze

- $2\frac{1}{2}$ Tassen (308 g) gefrorene Himbeeren

- 1 entsteinte Medjool-Dattel

- 2 Esslöffel gemahlene Leinsamen

- Gereinigtes Wasser

Richtungen:

a) Geben Sie alle Zutaten außer dem gereinigten Wasser in die hohe Tasse. Fügen Sie nach Bedarf Wasser hinzu und stellen Sie dabei sicher, dass es die Max-Linie nicht passiert.

b) Bis glatt verarbeiten.

36. Beerenreiniger-Smoothie

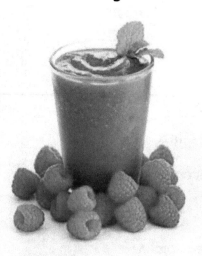

MACHT: 2 Portionen

Zutaten:

- 3 Mangoldblätter, Stiele entfernt

- $\frac{1}{4}$ Tasse (28 g) reife Preiselbeeren

- 2 Tassen (288 g) Heidelbeeren

- 1 entsteinte Medjool-Dattel

- 2 Esslöffel gemahlene Leinsamen

- Gereinigtes Wasser

Richtungen:

a) Geben Sie alle Zutaten außer dem gereinigten Wasser in die hohe Tasse. Fügen Sie nach Bedarf Wasser hinzu und stellen Sie dabei sicher, dass es die Max-Linie nicht passiert.

b) Bis glatt verarbeiten.

37.   Green-Twist-Smoothie

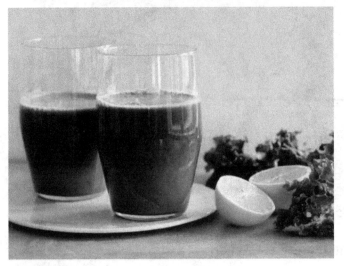

MACHT: 2 Portionen

Zutaten:

- 1 Tasse (67 g) Grünkohl, Stiele entfernt, Rippen entfernt und gehackt

- 1 Tasse (55 g) Löwenzahngrün

- 1 Orange, geschält, entkernt und gehackt

- 2 Tassen (288 g) Erdbeeren

- 2 Kiwis, geschält und gehackt

- $\frac{1}{2}$ Esslöffel Zitronensaft

- Gereinigtes Wasser

Richtungen:

a) Geben Sie alle Zutaten außer dem gereinigten Wasser in die hohe Tasse. Fügen Sie nach Bedarf Wasser hinzu und stellen Sie dabei sicher, dass es die Max-Linie nicht passiert.

b) Bis glatt verarbeiten.

38.   Pina Colada Grüner Smoothie

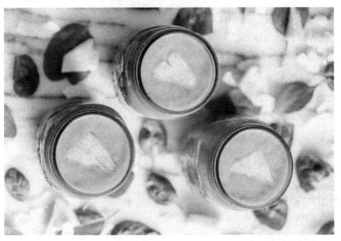

MACHT: 2 Portionen

Zutaten:

- 2 Tassen (76 g) Rübengrün

- 1 Tasse (166 g) frische Ananas, gehackt

- 1 Tasse (144 g) Heidelbeeren

- 1 Esslöffel gemahlene Leinsamen

- 1 Esslöffel Bio-Kokosöl

- 1 Tasse (240 ml) Kokosnusswasser

- Gereinigtes Wasser

Richtungen:

a) Geben Sie alle Zutaten außer dem gereinigten Wasser in die hohe Tasse. Fügen Sie nach Bedarf Wasser hinzu und stellen Sie dabei sicher, dass es die Max-Linie nicht passiert.

b) Bis glatt verarbeiten.

39.   Brunnenkresse-Cranberry-Kühler

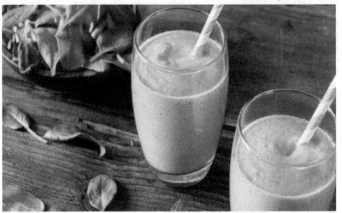

MACHT: 2 Portionen

Zutaten:

- 2 Tassen (70 g) Brunnenkresse

- $\frac{1}{4}$ Tasse (28 g) frische, reife Cranberries

- 1 reife Banane, in Scheiben geschnitten

- 1 Orange, geschält und gehackt

- 1 Medjool-Dattel ohne Stein (optional)

- 1 Esslöffel pulverisiertes Weizengras

- Gereinigtes Wasser

Richtungen:

a) Geben Sie alle Zutaten außer dem gereinigten Wasser in die hohe Tasse. Fügen Sie nach Bedarf Wasser hinzu und stellen Sie dabei sicher, dass es die Max-Linie nicht passiert.

b) Bis glatt verarbeiten.

40. Trauben-Beeren-Smoothie

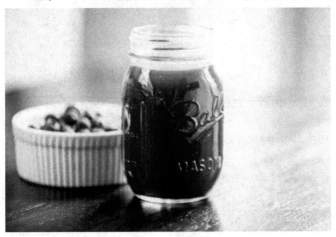

MACHT: 2 Portionen

Zutaten:

- 2 Tassen (60 g) frischer Babyspinat, Stiele entfernt und gehackt

- $\frac{1}{2}$ Tasse (46 g) kernlose grüne Trauben

- 1 Tasse (124 g) Himbeeren

- 1 Medjool-Dattel (optional)

- 2 Esslöffel Chiasamen

- 1 Teelöffel Bio-Zimtpulver

- Gereinigtes Wasser

Richtungen:

a) Geben Sie alle Zutaten außer dem gereinigten Wasser in die hohe Tasse. Fügen Sie nach Bedarf Wasser hinzu und stellen Sie dabei sicher, dass es die Max-Linie nicht passiert.

b) Bis glatt verarbeiten.

41.   Blaubeer-Ingwer-Grün-Smoothie

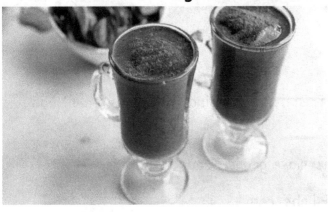

MACHT: 2 Portionen

Zutaten:

- 2 Tassen (60 g) Babyspinat

- 2 Tassen (288 g) Heidelbeeren

- 1 reife Banane, in Scheiben geschnitten

- 2 cm Ingwerwurzel, gewaschen und gehackt

- 2 Tassen (480 ml) Bio-Kokoswasser

- Gereinigtes Wasser (optional)

Richtungen:

a) Geben Sie alle Zutaten außer dem gereinigten Wasser in die hohe Tasse. Fügen Sie nach Bedarf Wasser hinzu und stellen Sie dabei sicher, dass es die Max-Linie nicht passiert.

b) Bis glatt verarbeiten.

42.   Avocado-Apfel-Grün-Smoothie

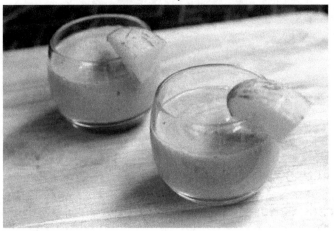

MACHT: 2 Portionen

Zutaten:

- 2 Tassen (76 g) Frühlingsgrün
- 1 grüner Apfel, entkernt und gehackt
- 1 Scheibe (100 g) Avocado
- $\frac{1}{2}$ Tasse (46 g) rote Trauben
- $\frac{1}{2}$ Tasse (77 g) Heidelbeeren
- $\frac{1}{2}$ Teelöffel Zitronensaft
- Gereinigtes Wasser

Richtungen:

a) Geben Sie alle Zutaten außer dem gereinigten Wasser in die hohe Tasse. Fügen Sie nach Bedarf Wasser hinzu und stellen Sie dabei sicher, dass es die Max-Linie nicht passiert.

b) Bis glatt verarbeiten.

43.   Glatter Schweizer Chia

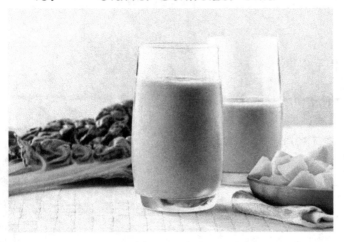

MACHT: 2 Portionen

Zutaten:

- $\frac{1}{2}$ Tasse (30 g) frische Petersilie

- $1\frac{1}{2}$ Tassen (54 g) Schweizer Mangold, gehackt

- 2 reife Pfirsiche, entsteint und gehackt

- 1 Medjool-Dattel

- 1 Tasse (144 g) Erdbeeren

- 2 Esslöffel Chiasamen

- Gereinigtes Wasser

Richtungen:

a) Geben Sie alle Zutaten außer dem gereinigten Wasser in die hohe Tasse. Fügen Sie nach Bedarf Wasser hinzu und stellen Sie dabei sicher, dass es die Max-Linie nicht passiert.

b) Bis glatt verarbeiten.

44.   Frühlings-Green-Power-Smoothie

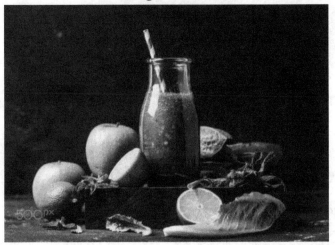

MACHT: 2 Portionen

Zutaten:

- 2 Tassen (76 g) Frühlingsgrün

- 1 reife Mango, gewürfelt

- 1 Orange, geschält, entkernt und gehackt

- 1 Tasse (124 g) Himbeeren

- 2 Esslöffel Chiasamen

- 1 Esslöffel gemahlene Leinsamen

- Gereinigtes Wasser

Richtungen:

a) Geben Sie alle Zutaten außer dem gereinigten Wasser in die hohe Tasse. Fügen Sie nach Bedarf Wasser hinzu und stellen Sie dabei sicher, dass es die Max-Linie nicht passiert.

b) Bis glatt verarbeiten.

45. Grüner Kokosbeeren-Smoothie

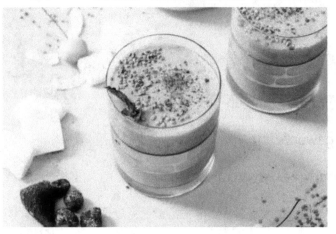

MACHT: 2 Portionen

Zutaten:

- 2 Tassen (72 g) Schweizer Mangold, zerrissen

- ½ Tasse (83 g) Ananasstücke, in Scheiben geschnitten

- 1 Tasse (144 g) Heidelbeeren

- 1 Tasse (152 g) Honigmelone, gehackt

- 1 Esslöffel natives Kokosnussöl extra

- Gereinigtes Wasser

Richtungen:

a) Geben Sie alle Zutaten außer dem gereinigten Wasser in die hohe Tasse. Fügen Sie nach Bedarf Wasser hinzu und stellen Sie dabei sicher, dass es die Max-Linie nicht passiert.

b) Bis glatt verarbeiten.

46.   Gemischter Goji-Beeren-Smoothie

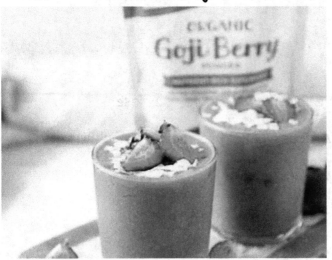

MACHT: 2 Portionen

Zutaten:

- 2 Tassen (110 g) Römersalat, gehackt

- 1 reife Banane, in Scheiben geschnitten

- $\frac{1}{4}$ Tasse (30 g) Goji-Beeren

- 1 Tasse (144 g) gemischte Beeren

- 1 Zoll (2,5 cm) Ingwerwurzel

- Gereinigtes Wasser

Richtungen:

a) Geben Sie alle Zutaten außer dem gereinigten Wasser in die hohe Tasse. Fügen Sie nach Bedarf Wasser hinzu und stellen Sie dabei sicher, dass es die Max-Linie nicht passiert.

b) Bis glatt verarbeiten.

47.　　Beeren-Smoothie nach dem Training

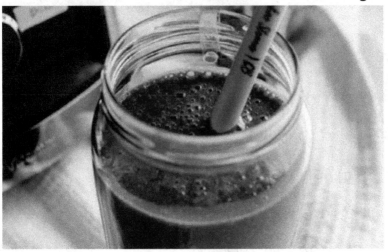

Zutaten

- 100 ml Flüssigkeit nach Wahl (Wasser, Kokoswasser oder Pflanzenmilch)

- 3 Teelöffel Tahini

- 2 Bananen

- 1 Tasse gefrorene Kirschen

- 1 Messlöffel Vanille-Proteinpulver

- Eis, nach Bedarf

Richtungen

a) Geben Sie die Flüssigkeit Ihrer Wahl in Ihren Mixbehälter.

b) Gib die restlichen Zutaten hinein und verschließe den Deckel.

c) Wählen Sie die „Smoothie"-Funktion oder beginnen Sie langsam und drehen Sie etwa 40 Sekunden lang hoch, bis alle Zutaten gut vermischt sind.

d) In einem großen Glas mit einem Bambusstrohhalm servieren.

e) Genießen!

48.   Wassermelonen Smoothie

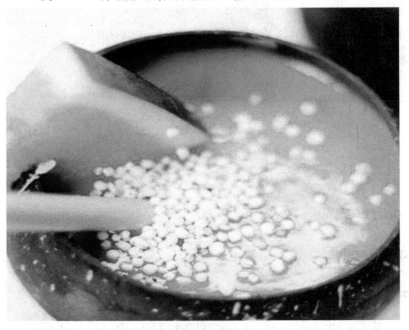

Zutaten

- 1 Tasse geschnittene frische Wassermelone

- ½ Tasse Erdbeeren

- 2 Tassen gefrorene Mango

Richtungen

a) Legen Sie die frische Wassermelone in Ihren Mixer.

b) Fügen Sie die Erdbeeren und die gefrorene Mango hinzu und schließen Sie den Deckel.

c) 55 Sekunden lang auf hoher Stufe mixen, bis die gewünschte Konsistenz erreicht ist.

d) In Ihrer Lieblingstasse servieren und genießen!

49.   PB und Erdbeer-Smoothie

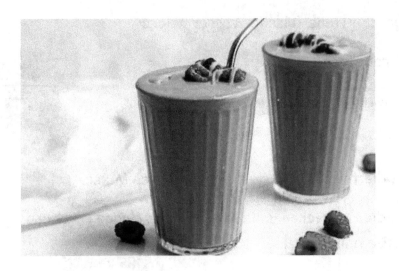

Zutaten:

- 1 Tasse gefrorene Erdbeeren
- 1 große Banane in Scheiben geschnitten
- 1-2 Esslöffel rohe Erdnussbutter

Richtungen

a) Mit 1/2 bis 1 Tasse Flüssigkeit mischen.

b) Genießen

50.   Kirsch-Blaubeer-Grünkohl

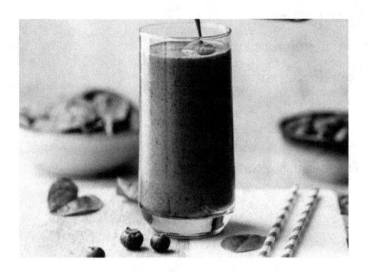

Zutaten:

- 1 Tasse Grünkohl
- 1 Tasse Kirschen
- 1/2 Tasse Blaubeeren

Richtungen

a) Mit 1/2 bis 1 Tasse Flüssigkeit mischen.

b) Genießen

51.   Himbeer-Bananen-Chia

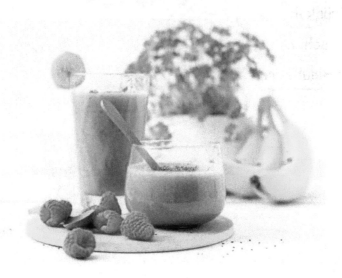

Zutaten:

a) 1 1/2 Tasse gefrorene Himbeeren

b) 1 große Banane in Scheiben geschnitten

c) 1 Esslöffel Chiasamen

Richtungen

a) Mit 1/2 bis 1 Tasse Flüssigkeit mischen.

b) Genießen

52.   Orange-grüner Smoothie

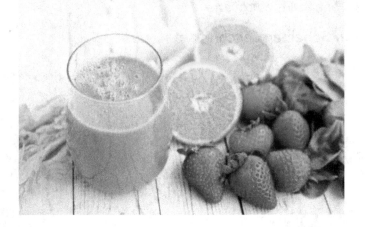

Zutaten:

- 1 Banane
- 5 große Erdbeeren
- $\frac{1}{2}$ Tasse geschälte Orange
- $\frac{1}{2}$ Tasse geschnittener Apfel
- Etwas Leinsamen
- 2 Handvoll Spinat
- 1 Tasse Eiswasser

Richtungen:

a) Alle Zutaten in den Mixer geben und zu einer glatten Masse pürieren.

b) Dieser ist wunderbar und perfekt für das Mittagessen.

53.   Schoko-Chia-Smoothie

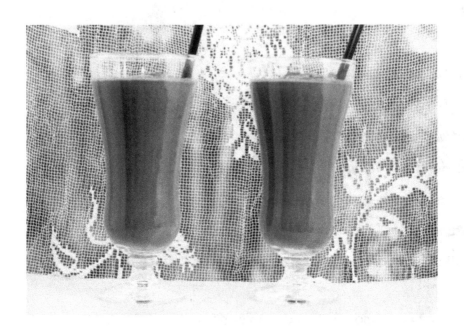

Portionen: 2

Zutaten:

- 1 Tasse Wasser

- 11/2 Tassen gefrorene Bio-Erdbeeren

- 1 Esslöffel Chiasamen

- 2 Esslöffel rohe Kakaonibs

- 1 Esslöffel rohes Kakaopulver

- 6 rohe Macadamianüsse

- 3 entsteinte Datteln

- 1 gefrorene Banane, in mundgerechte Stücke geschnitten

- 1 große Handvoll gehackter Grünkohl

- 4 bis 5 Eiswürfel

Richtungen:

a) Geben Sie das Wasser und die Erdbeeren in einen Mixer und verarbeiten Sie alles, bis es glatt und cremig ist. Fügen Sie die Chiasamen, Kakaonibs, Kakaopulver und Macadamianüsse hinzu; Prozess für 1 volle Minute. Fügen Sie die Datteln, die gefrorene Banane und den Grünkohl hinzu und verarbeiten Sie erneut, bis alles gut vermischt ist. Fügen Sie das Eis hinzu und verarbeiten Sie es erneut.

54.   Grüner Tee und Ingwer-Smoothie

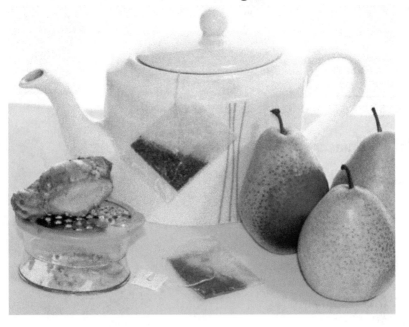

Portionen: 2

Zutaten:

- 1 Anjou-Birne, gehackt

- 1/4 Tasse weiße Rosinen oder getrocknete Maulbeeren (

- 1 Teelöffel frisch gehackte Ingwerwurzel

- 1 große Handvoll gehackter Römersalat

- 1 Esslöffel Hanfsamen

- 1 Tasse ungesüßter grüner Tee, gekühlt

- 7 bis 9 Eiswürfel

Richtungen:

a) Geben Sie alle Zutaten außer dem Eis in einen Mixer und verarbeiten Sie sie, bis sie glatt und cremig sind. Fügen Sie das Eis hinzu und verarbeiten Sie es erneut.

b) Gekühlt trinken.

55. Kirsch-Vanille-Shake ohne Milch

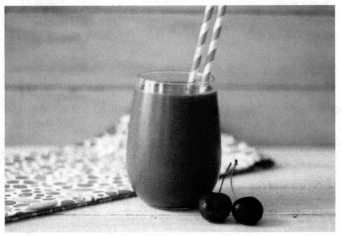

Portionen: 2

Zutaten:

- 1 Tasse gefrorene entsteinte Kirschen

- 1/4 Tasse rohe Macadamianüsse

- 1/2 Banane, in Stücke geschnitten

- 1/4 Tasse getrocknete Goji-Beeren (oder weiße Rosinen)

- 1 Teelöffel reiner Vanilleextrakt

- 1 Tasse Wasser

- 6 bis 8 Eiswürfel

Richtungen:

a) Geben Sie alle Zutaten außer dem Eis in einen Mixer und verarbeiten Sie sie, bis sie glatt und cremig sind. Fügen Sie das Eis hinzu und verarbeiten Sie es erneut.

b) Eiskalt trinken.

56.   Frucht-Kokosmilch-Smoothie

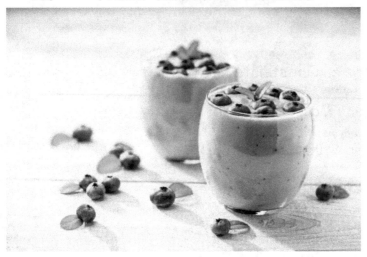

Ergibt 4 Portionen

Zutaten

- 1 10-Unzen-Beutel gefrorene Blaubeeren oder andere Früchte
- 3 reife Bananen
- 1 Tasse Naturjoghurt
- 1 Tasse ungesüßte Kokosmilch
- 2 Esslöffel Honig

Richtungen:

a) In einem Mixer Blaubeeren, Bananen, Joghurt, Kokosmilch und Honig pürieren. Dienen.

57.   Erfolgs-Smoothie

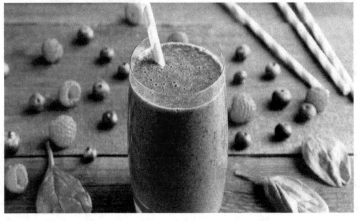

Zutaten:

- 1 Tasse Erdbeeren, in Scheiben geschnitten
- 1 Tasse Blaubeeren
- ⅓ Banane, geschnitten
- 1 Teelöffel gemahlene Leinsamen
- 1 Handvoll Spinat
- 1 Teelöffel Honig

Richtungen:

a) Alles zusammen pürieren und genießen!

58.   Brombeeren und Fenchel

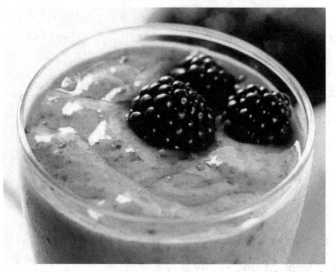

Zutaten

- 1 Apfel
- $\frac{1}{2}$ Fenchel
- $\frac{1}{4}$ Tasse (50 ml) Wasser
- $\frac{1}{2}$ Tasse (100 ml) Brombeeren

Richtungen:

a) Apfel und Fenchel in Stücke schneiden und mit Wasser in einem Mixer pürieren.

b) Mit Brombeeren garniert servieren.

59. Avocado und Beeren

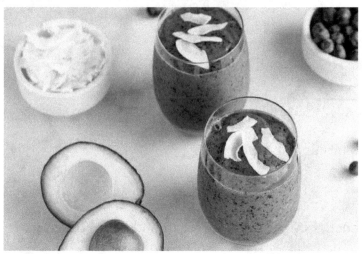

Zutaten:

- 1 Avocado

- 1 Birne

- $3\frac{1}{2}$ Unzen (100 g) Heidelbeeren

Richtungen:

a) Avocados und Birnen in Stücke schneiden. In einer Schüssel vermischen und mit Heidelbeeren toppen.

60.   Klassische Acai-Bowl

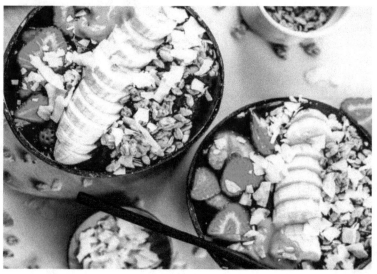

Zutaten

- $\frac{3}{4}$ Tasse Apfelsaft

- $\frac{1}{2}$ Tasse Kokosjoghurt

- 1 Banane (frisch oder gefroren)

- 2 Tassen gefrorene gemischte Beeren

- 150 g gefrorenes Acai-Püree

Beläge:

- Erdbeeren

- Banane

- Granola

- Kokosnussflocken

- Erdnussbutter

Richtungen

a) Fügen Sie in Ihrem Mixer den Apfelsaft und den Kokosjoghurt hinzu.

b) Fügen Sie die restlichen Zutaten hinzu und schließen Sie den Deckel. Wählen Sie Stufe 1 und erhöhen Sie langsam auf Stufe 10. Drücken Sie die Zutaten mit dem Stößel in die

Klingen und mixen Sie sie 55 Sekunden lang oder bis sie glatt und cremig sind.

61.   Acai-Kirsch-Smoothie-Bowl

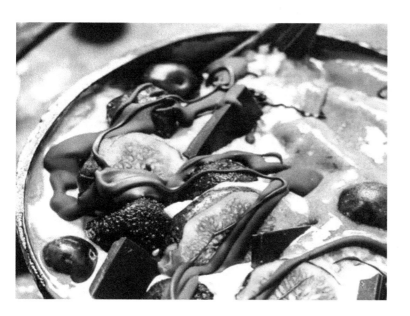

Zutaten

- 4 Esslöffel Kokosjoghurt

- $\frac{1}{2}$ Tasse löffelbare gefrorene Acai

- 2 Bananen, frisch oder gefroren

- $\frac{1}{2}$ Tasse gefrorene Kirschen

- 1 cm Stück frischer Ingwer

Beläge:

- Cashewbutter

- Kokosjoghurt

- Feige, geschnitten

- Dunkle Schokoladenstückchen

- Blaubeeren

- Kirschen

Richtungen

a) Fügen Sie zuerst Ihren Kokosjoghurt hinzu, bevor Sie die restlichen Zutaten in Ihren Mixbehälter geben und den Deckel verschließen.

b) 55 Sekunden lang auf höchster Stufe mixen, bis es cremig ist. Geben Sie es in Ihre Lieblings-Kokosnussschale, schichten Sie es über die Toppings und genießen Sie es!

62.   Ozeanblaue Smoothie-Schüssel

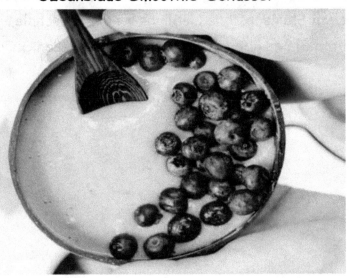

Zutaten

- Ein Spritzer Kokosmilch

- 3 gefrorene Bananen

- 1 Teelöffel blaues Spirulina-Pulver

- Eine Handvoll Heidelbeeren

Richtungen

a) Geben Sie einen Spritzer Kokosmilch in den Mixer.

b) Bananen, blaue Spirulina und die Hälfte der Heidelbeeren dazugeben und den Deckel verschließen.

c) Wählen Sie Stufe 1 und erhöhen Sie langsam auf Stufe 10. Mixen Sie 55 Sekunden lang auf hoher Stufe, bis sie glatt und cremig sind.

d) Verwenden Sie den Stößel, um die Zutaten in die Klingen zu drücken.

e) In deinen Coconut Bowls servieren, mit den restlichen Blaubeeren toppen und genießen!

63. Die grüne Smoothie-Bowl von Mutter Erde

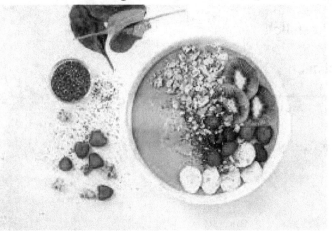

Zutaten

- 2 Tassen Spinat

- 1 Tasse anderes Blattgrün, wie Mangold oder Grünkohl

- 1 gefroren, Banane

- 1/2 Avocado

- 1 Tasse ungesüßte Vanille-Mandelmilch

- 2 Esslöffel Cashewmus

Optionale Beläge:

- Granola

- Gehackte Mandeln

- Frische Himbeeren

Richtungen

a) Alle Zutaten außer Müsli, gehackten Mandeln und Himbeeren in den Mixbecher geben und glatt mixen, dabei darauf achten, nicht zu stark zu mixen.

b) Mit Müsli, gehackten Mandeln, Himbeeren oder anderen Toppings Ihrer Wahl garnieren.

64.   Pfirsich-Smoothie-Bowl

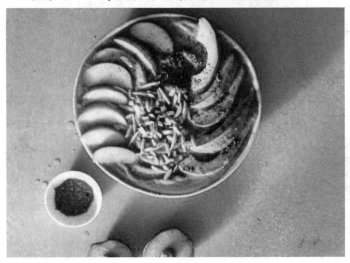

Zutaten

- 2 Tassen Pfirsiche, gefroren

- 1 Banane, gefroren

- 11/2 Tassen ungesüßte Vanille-Mandelmilch

- 1 Esslöffel Hanfsamen

- Gemischte Beeren

- essbare Blumen frische Pfirsichscheiben frische Ananasscheiben

Richtungen

a) Alle Zutaten, außer den essbaren Blüten, frischen Pfirsichscheiben und frischen Ananasscheiben, in den Mixbecher geben und glatt pürieren, dabei darauf achten, nicht zu viel zu mixen.

b) Mit essbaren Blumen, frischen Pfirsichscheiben, frischen Ananasscheiben oder anderen Toppings Ihrer Wahl garnieren.

65. Mokka-Smoothie-Bowl

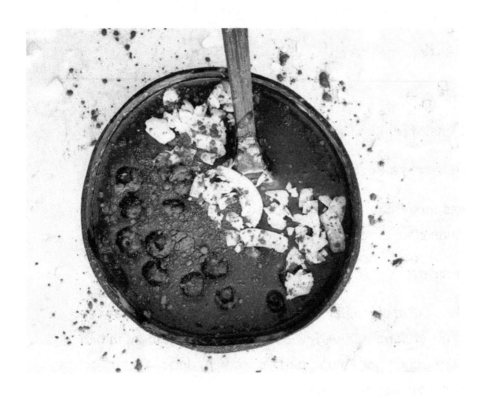

Zutaten

- ½ - 1 Tasse pflanzliche Milch

- 2 gefrorene Bananen

- 1,5 Esslöffel Instantkaffee

- 1 Esslöffel Kakaopulver

- Handvoll Heidelbeeren

Richtungen

a) Geben Sie zuerst die Mandelmilch in Ihren Mixer, dann die restlichen Zutaten und verschließen Sie den Deckel.

b) Stufe 1 wählen und langsam auf Stufe 10 erhöhen und 55 Sekunden lang mixen, bis sie glatt und cremig sind.

c) Servieren Sie in Ihren Lieblings-Coconut Bowls und genießen Sie!

d) Halten Sie diesen Smoothie so einfach wie er ist oder garnieren Sie ihn mit Ihren Lieblingszutaten.

e) Mit Heidelbeeren toppen.

66.   Kirsch-Kokos-Smoothie

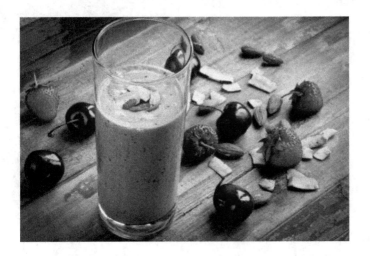

Portionen: 2

Zutaten

- 2 Tassen gefrorene, entsteinte Kirschen
- 1 Tasse Kokoswasser
- 1 Esslöffel frischer Limettensaft
- Hand vollErdbeeren

Richtungen

a) Alle Zutaten in einen Mixer geben und glatt pürieren.

b) Dienen

67.   Mango-Nuss-Joghurt-Smoothie

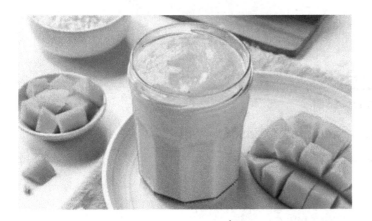

Portionen: 1

Zutaten

- 1 reife Mango
- 2 Esslöffel Nussjoghurt
- 1/4 Teelöffel Zimt

Richtungen

a) Legen Sie die Mango für 30 Minuten in den Gefrierschrank, damit sie abkühlen kann. Wenn Sie es eilig haben, können Sie diesen Schritt überspringen und stattdessen 2 Eiswürfel in den Smoothie geben.

b) Entfernen Sie die Haut der Mango mit einem Sparschäler,

c) Mango in mittelgroße Stücke schneiden, etwa 1 Teelöffel Mango zurückbehalten, um sie später zum Garnieren des Smoothies zu verwenden.

d) Mango, Nussjoghurt und 1/4 Teelöffel Zimt in den Mixer geben.

e) 2-3 Minuten auf höchster Stufe mixen oder bis die Mischung cremig ist.

f) In eine Tasse gießen, mit der umgekehrten Mango toppen und leicht mit Zimt bestreuen.

68. Karotte Mango Kokosnuss

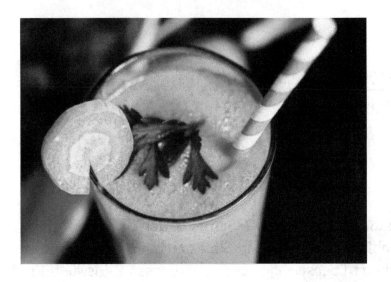

Zutaten:

- 1 große Karotte gerieben
- 1 Tasse gefrorene Mango
- 1-2 Esslöffel Kokosnuss ungesüßt, geraspelt
- $\frac{1}{4}$ Tasse Himbeeren (optional)

Richtungen

a) Mit 1/2 bis 1 Tasse Flüssigkeit mischen.

b) Genießen

69.   Ingwer Pina Colada

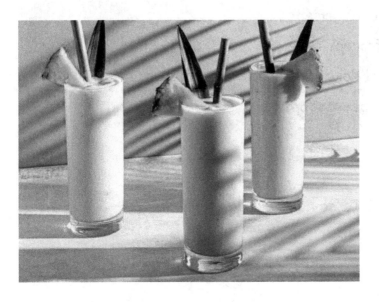

Zutaten:

- 2 Tassen gefrorene Ananas
- 1 Limette geschält und in Scheiben geschnitten
- 1/2-Zoll-Stück Ingwer in dünne Scheiben geschnitten
- Gemischte Beeren

Richtungen

a) Mit 1/2 bis 1 Tasse Flüssigkeit mischen.

b) Genießen

c) Mit Beeren toppen

70. Apfel-Beeren-Smoothie

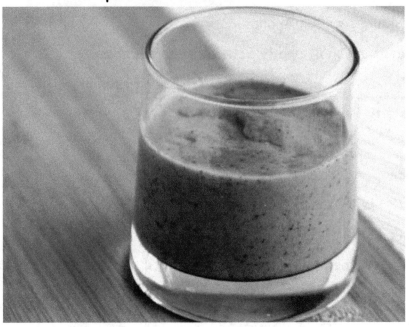

Zutaten

- 1 Tasse frischer Apfelwein

- 4-6 Erdbeeren mit Stiel dran

- 1 gefrorene Banane 1 Becher Joghurt (zucker- und fettfreier Geschmack)

- $\frac{1}{4}$ Tasse Mandeln

- 2 Esslöffel Weizenkeim

Richtungen

a) Mischen, bis eine schöne glatte Konsistenz entsteht.

b) Das reicht für 3.

71.   Mandel Traum

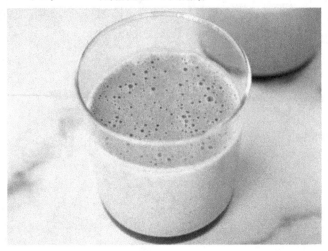

Zutaten:

- 1 Tasse Mandelmilch
- 3 EL. Mandelbutter
- 1 Tasse Grünkohl
- 1 Tasse Spinat
- 1/4 Tasse Blaubeeren
- 1/4 Tasse Brombeeren
- 4 -5 Eiswürfel

Richtungen:

a) Mischen Sie alle Zutaten, um sie zu kombinieren.

b) Genießen.

72.   Smoothie aus grünen Früchten und Nüssen

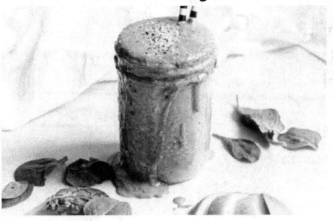

Zutaten:

- 1 Tasse Mandelmilch
- 1/4 Tasse Sonnenblumenkerne
- 1/4 Tasse Cashewnüsse
- 3 Tassen Spinat
- 2 Termine
- 1/2 Tasse Blaubeeren
- 1 Banane
- 4 - 5 Eiswürfel

Richtungen:

a) Mischen Sie alle Zutaten, um sie zu kombinieren.

b) Genießen.

73.   Minzgrüner Smoothie

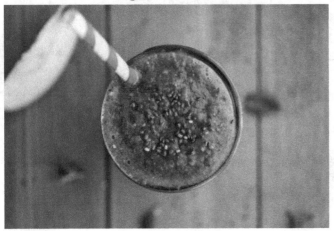

Zutaten:

- 1/2 Tasse Apfelsaft
- 1 Esslöffel. Gemahlener Ingwer
- 1/4 Tasse Minzblätter
- 1 Tasse Spinat
- 1 Tasse Grünkohl
- 1 Birne
- 4 - 5 Eiswürfel

Richtungen:

a) Mischen Sie alle Zutaten, um sie zu kombinieren.

b) Genießen.

74.   Mango-Grün-Smoothie

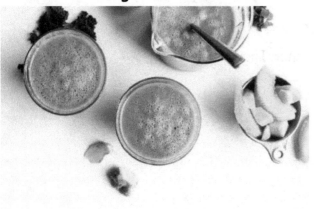

Zutaten:

- 1 gefrorene Banane
- 1 Mango, in Scheiben geschnitten
- 2 gute Handvoll Babyspinat
- 1 Tasse Eiswasser

Richtungen:

a) Alle diese Zutaten in den Mixer geben und pürieren, bis sie glatt sind

75. Würziger köstlicher grüner Smoothie

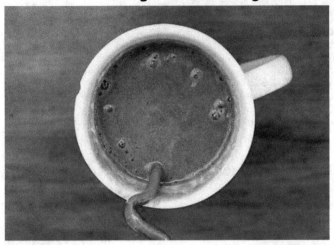

Zutaten:

- $\frac{1}{2}$ Tasse reine Vanille-Mandelmilch
- 1 Banane
- Prise Zimt
- 1 Handvoll Spinat
- 1 Esslöffel Whey-Pulver
- 1 Tasse Eis

Richtungen:

a) Alle diese Zutaten in den Mixer geben und pürieren, bis sie glatt sind.

76.   Grüner Allzweck-Smoothie

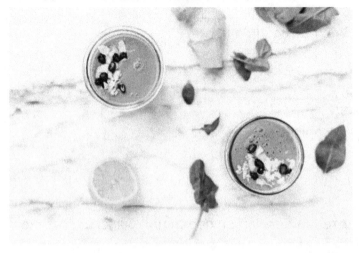

Zutaten:

- 1 Banane
- 1 geschnittener Apfel
- 1 geschnittene Birne
- 1 Stange Sellerie, zerkleinert
- $\frac{1}{2}$ Zitrone
- 2 Handvoll Spinat
- 1 Handvoll Römersalat
- Etwas Petersilie
- Etwas Koriander
- 1 Tasse Eis

Richtungen:

a) Alle Zutaten in den Mixer geben und die Zitrone darüber auspressen. Pürieren, bis es glatt ist.

77.   Bananen-Beeren-Smoothie

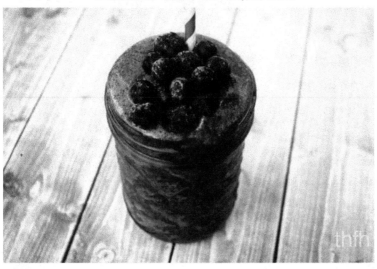

Zutaten:

- 2 Bananen

- 1/2 Tasse Blaubeeren

- 1 Tasse Naturjoghurt

Richtungen

a) Bananen schälen, in Scheiben schneiden und auf ein Backblech legen. Ins Gefrierfach stellen und einfrieren, bis es fest ist. Aus dem Gefrierfach nehmen und in den Mixer geben. Beeren in Scheiben schneiden und in den Mixer geben. Joghurt einfüllen.

b) Mischen, bis es glatt ist. In Gläser füllen und servieren.

78.   Bananen-Beeren-Power-Smoothie

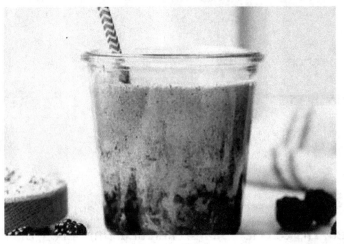

Zutaten:

- 1/4 Tasse Orangensaft

- 1/2 Tasse einfacher, fettarmer Joghurt

- 1/2 kleine, geschälte reife Banane

- 1/4 Tasse entstielte, geschnittene Erdbeeren

- Honig nach Geschmack

- 1 1/2 Esslöffel Vanille-Sojaproteinpulver

Richtungen

a) Alle Zutaten in einen Mixer geben. Auf hoher Geschwindigkeit mixen, bis alles glatt ist.

79.   Bananen-Erdbeer-Orange

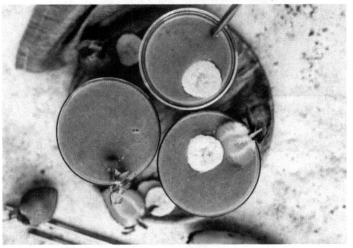

Zutaten:

- 1 Banane

- 1 Handvoll Erdbeeren

- 1 Tasse Vanillejoghurt

- 1/2 Tasse Milch

- 1/2 Tasse Orangensaft

- eine Handvoll Eiswürfel

Richtungen

a) Alles in den Mixer geben. 3 dient.

80.   Beeren-Smoothie

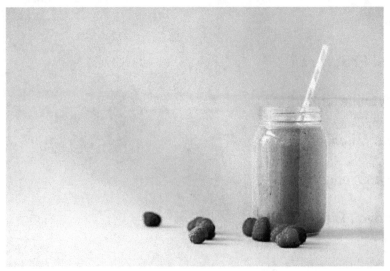

Zutaten:

- 1 kleiner Behälter (6 Unzen) fettfreier Joghurt (beliebige Geschmacksrichtung)

- 1 Tasse Magermilch

- 1 Tasse gefrorene Beeren (jede Art)

Richtungen

a) Auf hoher Stufe glatt mixen. Wer möchte, kann noch ein paar Bananenstücke hinzufügen. Dient 1.

81.   Beeren-Bananen-Orangen-Smoothie

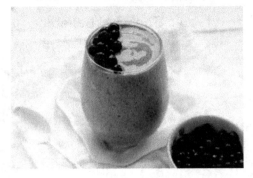

Zutaten:

- 1 kleine Banane, geschält, geschnitten und eingefroren

- 1/4 Tasse frische oder gefrorene verschiedene Beeren (wie Erdbeeren, Brombeeren und/oder Himbeeren)

- 1 Tasse Orangensaft

- 3 Esslöffel fettarmer Vanillejoghurt Geschnittene frische Erdbeeren (optional)

Richtungen

a) Kombinieren Sie in einem Mixbehälter die gefrorenen Bananenstücke, die gewünschten Beeren, den Orangensaft und den Joghurt. Abdecken und glatt rühren.

b) Zum Servieren in hohe Gläser füllen. Auf Wunsch jedes Getränk mit frischen Erdbeeren garnieren.

82.   Beerenexplosions-Smoothie

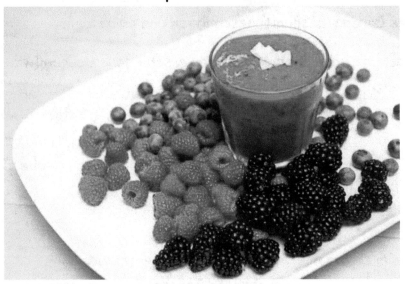

Zutaten:

- 1 Tasse Apfelsaft

- 1 1/2 Tassen Limonade

- 1 Tasse gefrorene Himbeeren

- 1/2 Tasse gefrorene Erdbeeren

- 1 Tasse Himbeersorbet

Richtungen

a) Alle flüssigen Zutaten in den Mixer geben. Alle gefrorenen Zutaten hinzufügen. Mixen Sie 30 Sekunden lang mit der MIX-Einstellung und mixen Sie dann mit der SMOOTH-Einstellung, bis es glatt ist. Während die Maschine läuft, bewegen Sie den Rührstab gegen den Uhrzeigersinn, um das Mischen zu erleichtern.

b) Sofort servieren.

83. Beeren-Brainstorming-Smoothie

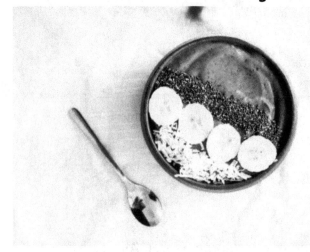

Zutaten:

- 1/2 Tasse gefrorene Erdbeeren

- 1/2 Tasse gefrorene Blaubeeren

- 1/2 Tasse gefrorene Himbeeren

- 1/2 Tasse Apfelsaft

- 1/2 Teelöffel Zitronensaft

- 1/2 Tasse fettfreier gefrorener Joghurt

- 1/2 Tasse Eis

Richtungen

a) Kombinieren Sie die Zutaten im Mixer; mixen, bis es glatt und schaumig ist.

b) Dient 1.

84.   Blaubeer-Bananen-Smoothie

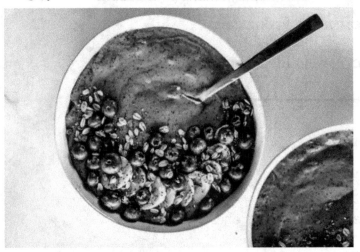

Zutaten:

- 1 reife mittelgroße Banane

- 3/4 Tasse frische oder gefrorene Blaubeeren

- 1/4 Tasse fettfreier Vanillejoghurt

- 3/4 Tasse Magermilch

- Prise Zimt (falls gewünscht)

- 1/2 Tasse zerstoßenes Eis

Richtungen

a) Alle Zutaten in einen Mixer geben und zu einer glatten Masse pürieren. 2 dient

85.   Kuh-Erbsen-Smoothie

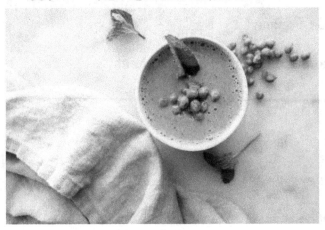

Zutaten:

- Dicker Joghurt
- Orange Fruchtfleisch
- Kuh-Erbsen
- Minzblätter
- Frische Zwiebeln
- Proteinquelle: Eiweiß, Sojamilch, Hüttenkäse.

Richtungen

a) Die Zwiebeln fein hacken und auf kleiner Flamme anschwitzen. Legen Sie sie beiseite. Kuherbsen halb kochen, damit sie schwammig und weich werden.

b) Mischen Sie Joghurt, Orangenmark und Zwiebeln zu einer dicken Paste. Zum Schluss die Kuherbsen dazugeben.

c) Verwenden Sie Minzblätter, um es beim Servieren zu garnieren. Gekühlt servieren.

86.   Grüne Detox-Maschine

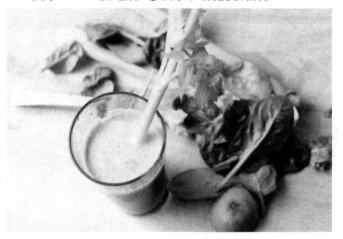

Zutaten:

- 1/2 Tasse Orangensaft
- 2 Teelöffel Ingwer
- 2 Tassen Grünkohl
- 1/2 Tasse Koriander
- 1 Limette (Kerne entfernen, Schale behalten)
- 1 grüner Apfel
- 1 Banane (gefroren, gehackt)

Richtungen:

a) Mischen Sie alle Zutaten, um sie zu kombinieren.

b) Genießen.

87.   Grüner Blatt-Smoothie

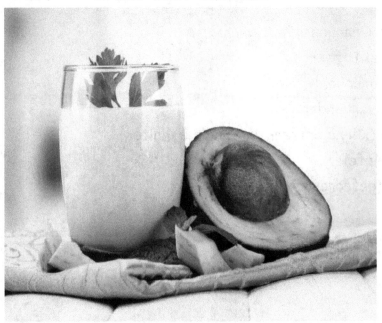

Zutaten:

- 1/2 Tasse Apfelsaft
- 2 Tassen Gemischtes Grün
- 1 Tasse Spinat
- 1 Zitrone (Kerne entfernen, Schale aufbewahren)
- 1 Birne
- 1 Banane (gefroren, gehackt)

Richtungen:

a) Mischen Sie alle Zutaten, um sie zu kombinieren.

b) Genießen.

88.   Kolossaler Cranberry-Smoothie

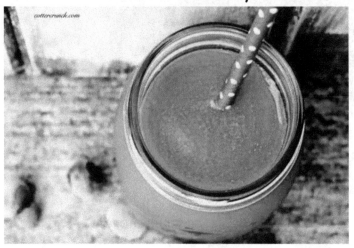

Zutaten:

- 1 1/2 Tassen Cran-Himbeersaft

- 2 Tassen gefrorene gemischte Beeren

- 1 1/2 Tassen fettfreier gefrorener Vanillejoghurt

Richtungen

a) Alle Zutaten in den Mixer geben und glatt pürieren.

b) 2 dient

89.   Cranberry-Orangen-Smoothie

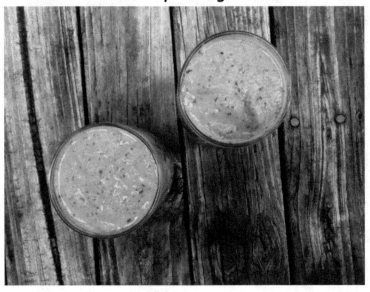

Zutaten:

- 1 Tasse Cranberrysaft

- 1/2 Tasse Sorbet mit Himbeergeschmack

- 1 Esslöffel Orangensaftkonzentrat

- 1 1/2 Tasse Orangenstücke

- 1/2 Tasse frische Preiselbeeren oder Kirschen

Richtungen

a) Kombinieren Sie Cranberrysaft, Sorbet und Orangensaftkonzentrat in einem Mixer. Orangenstücke und Preiselbeeren dazugeben. Mischen, bis es glatt ist.

b) 2 dient

90. Cremiger Blaubeer-Smoothie

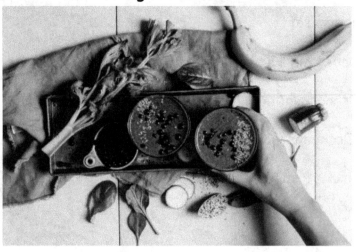

Zutaten:

- 6 Unzen. leichter (zuckerreduzierter) fettfreier Heidelbeerjoghurt, tiefgefroren

- 1 Tasse Blaubeeren, frisch

- 1 Tasse fettfreie Milch

Richtungen

a) Alle Zutaten in den Mixer geben.

b) Mixen, bis die Smoothie-Konsistenz erreicht ist! 1/2 Tasse gefrorene Blaubeeren können hinzugefügt werden, um es dicker zu machen.

91.   Fast-Track-Frühstücks-Smoothie

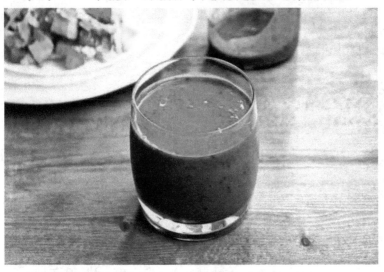

- 16 Unzen. Fettarmer Heidelbeer- oder Erdbeerjoghurt

Zutaten:

- 1 1/4 C Magermilch

- 3/4 C Frische oder gefrorene Heidelbeeren oder Erdbeeren

- 3 Esslöffel Trockenmilchpulver

- 2 Teelöffel Honig

Richtungen

a) In einem Mixer pürieren, bis es glatt ist. Gute Gesundheit: niedriger Cholesterinspiegel, stärkere Immunität, macht 4.

b) Kann eingefroren werden, im Kühlschrank lassen. über Nacht auftauen, vor dem Trinken gut umrühren.

92.   Hallo Ballaststoff-Beeren-Smoothie

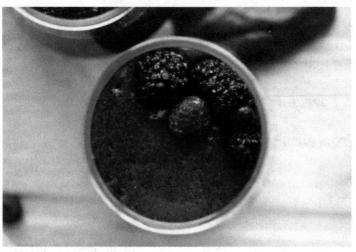

Zutaten:

- 1 Tasse Brombeeren

- 1 Tasse entstielte und halbierte Erdbeeren

- 1 Tasse Blaubeeren

- 1 Tasse fettarme Vanille-Sojamilch 1/8 Teelöffel gemahlener Zimt

- 3 Eiswürfel

Richtungen

a) Alle Zutaten in den Mixer geben und glatt rühren. Wenn die Beeren nicht ganz reif sind, fügen Sie etwas Honig oder Zuckerersatz für die Süße hinzu.

b) dient 2

93.   Kiwi-Erdbeer-Smoothie

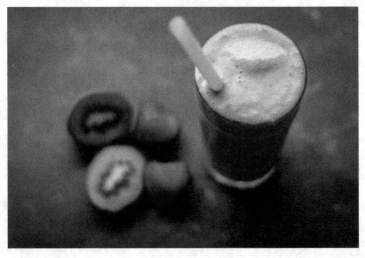

Zutaten:

- 3 geschälte Kiwis

- 1 Tasse gefrorene Bananenscheiben

- 3/4 Tasse Ananassaft

- 1/2 Tasse gefrorene Erdbeeren

Richtungen

a) Alle Zutaten in den Mixer geben.

b) Mixen, bis die Smoothie-Konsistenz erreicht ist!

94.   Zitronen-Erdbeer-Joghurt-Smoothie

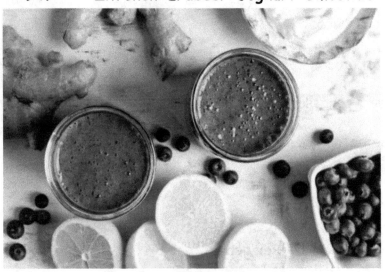

Zutaten:

- 1 Tasse fettfreier Vanillejoghurt

- 1/2 Tasse Orangensaft

- 1 1/2 Tasse Erdbeeren

- 1/2 Tasse zerstoßenes Eis

- 1 EL Zitronensaft

- 1/2 Teelöffel Zitronenschale

Richtungen

a) Kombinieren Sie alles im Mixer, bis es glatt ist.

b) Für 1 (groß)

95. Nektarinen-Beeren-Smoothie

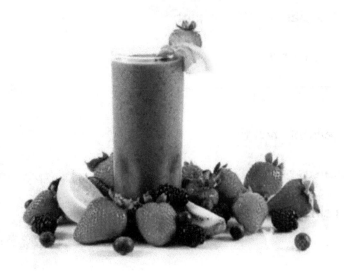

Zutaten:

- 1 Nektarine, entkernt

- 3/4 Tasse Erdbeeren, geschält

- 3/4 Tasse Blaubeeren, gespült und abgetropft

- 1/3 Tasse fettfreies Trockenmilchpulver

- 1 Tasse zerstoßenes Eis

Richtungen

a) In einem Mixer Nektarine, Erdbeeren, Heidelbeeren, Milchpulver und zerstoßenes Eis mischen. Mischen, bis es glatt ist. in Gläser füllen und servieren.

b) dient 2

96.   Fettfreier Erdbeer-Bananen-Smoothie

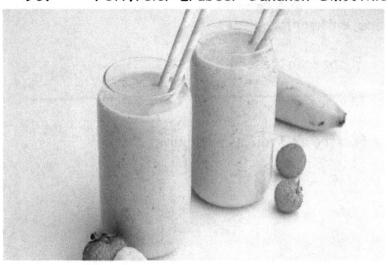

Zutaten:

- 1 Tasse frische Erdbeeren

- 1 Banane

- 1 Tasse Magerjoghurt

- 1 Päckchen Zucker oder Zuckerersatz

- 2 Tassen Eis

Richtungen

a) Mixen, bis es cremig ist

97. Papaya-Beeren-Smoothie

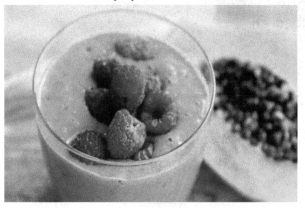

Zutaten:

- 1 gefrorene Banane (Einfrieren macht das Getränk super kalt, ohne es mit Eis zu verdünnen)

- 1/2 frische Papaya

- 10-12 Himbeeren (frisch oder gefroren)

- 1/2 c Wasser oder Fruchtsaft

- 1 Esslöffel geröstete Weizenkeime (optional)

Richtungen

a) 30-45 Sekunden im Mixer pürieren.

b) macht ungefähr sechzehn köstliche, sättigende, vegane, nahrhafte Unzen

98. Papaya-Himbeer-Banane

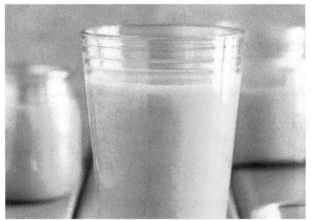

Zutaten:

- 1 gefrorene Banane, geschält

- 1/2 frische Papaya

- 10-12 Himbeeren (frisch oder gefroren)

- 1/2 Tasse Wasser oder Fruchtsaft

Richtungen

a) Alle Zutaten in den Mixer geben.

b) Mixen, bis die Smoothie-Konsistenz erreicht ist!

99.   Pfirsich-Beeren-Smoothie

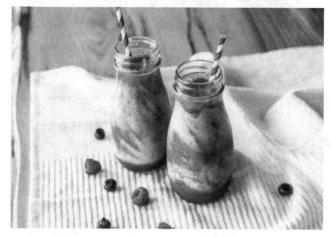

Zutaten:

- 1 Tasse fettfreier Pfirsichjoghurt

- 3/4 Tasse Pfirsichnektar

- 1/2 Tasse Himbeeren

- 1 1/2 Tasse reife, mittelgroße Pfirsiche, gewürfelt

Richtungen

a) Kombinieren Sie Joghurt und Nektar in einem Mixer. Himbeeren und Pfirsiche zugeben. Mischen, bis es glatt ist.

b) 2 dient

100. Ananas-Beeren-Smoothie

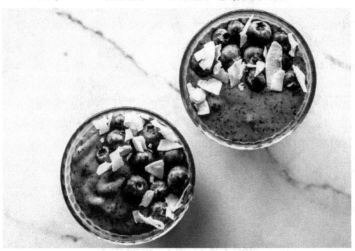

Zutaten:

- 1 Tasse Orangensaft

- 1/4 Tasse Ananassaft

- 2 Ananasringe (Dole-Ananasscheiben)

- 6 frische Erdbeeren

- 12-15 gefrorene Himbeeren

- 8-10 gefrorene Boysenbeeren

- 12-15 gefrorene Blaubeeren

- 3 Unzen. fettfreier Joghurt, jeder Geschmack

- Eis (wie viel Sie für die Konsistenz bevorzugen)

Richtungen

a) Alle Zutaten in den Mixer geben.

b) Gut mixen, bis die Smoothie-Konsistenz erreicht ist!

FAZIT

Smoothies sind reich an Nährstoffen, Vitaminen, Mineralien, Proteinen und löslichen Ballaststoffen. Und wenn es um die Möglichkeiten geht, einen unglaublich leckeren Smoothie zu kreieren, sind Ihrer Kreativität einfach keine Grenzen gesetzt.

Ein guter, gesunder Smoothie gehört zu den gesündesten Möglichkeiten, um in den Tag zu starten.

CPSIA information can be obtained
at www.ICGtesting.com
Printed in the USA
LVHW080017140322
713376LV00003B/32